Publications du Comice Agricole de l'Arrondissement de Lille

LA FRAUDE DES BEURRES

PAR

A. ÉLOIRE

Vétérinaire Municipal à CAUDRY (Nord)

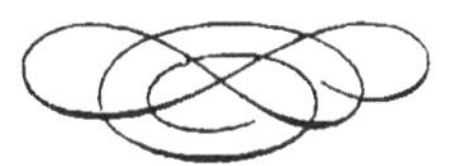

LILLE

Imprimerie LAROCHE-DELATTRE, successeur de CASTIAUX, rue Basse, 15

1911

LA

Fraude des Beurres

PAR

A. ÉLOIRE

Vétérinaire Municipal de CAUDRY (Nord)

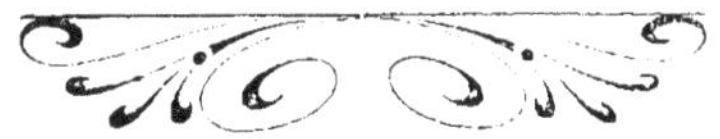

LILLE

Imprimerie LAROCHE-DELATTRE, successeur de CASTIAUX, 15, rue Basse.

1911

« La Fraudes des beurres augmente dans des proportions effrayantes : Dernièrement toute la région du Cambrésis était envahie par la margarine. La seule initiative d'un homme, M. ELOIRE, de Caudry, a provoqué immédiatement une série de condamnations. »

(*Journal Officiel*) Chambre des Députés. Séance du 3 Décembre 1895, page 2.680, 1re colonne.

M. GUILLEMIN, Député d'Avesnes-Nord.

LA FRAUDE DES BEURRES

Par A. ÉLOIRE

Vétérinaire municipal à Caudry (Nord).

Avant Propos

En 1884, la Société des Agriculteurs de France me décernait son prix agronomique d'Industrie Laitière. Ayant débuté en 1877 comme vétérinaire dans une région presque absolument herbagère « La Thiérache, Aisne », je m'étais, malgré moi, fort intéressé à la question laitière, la dominante de l'exploitation agricole de ce pays. Ce fut vers cette époque qu'apparut la première Laiterie Coopérative Industrielle à Leschelles (Aisne) dont le mémoire que j'avais écrit fut la cause. Après douze ans de résidence dans cette région, je rentrais dans le Nord, je conservais néanmoins de mes premières années de clientèle, de fortes attaches et de bonnes relations dans cette région herbagère. C'est là toute la raison qui, dix ans après, m'amena à faire la dure campagne de lutte contre la fraude des beurres par la margarine. Elle dura plusieurs années et se termina, après bien des péripéties et des concours dévoués, par la répression extrêmement sévère d'aujourd'hui qui a ramené l'espoir et la fortune dans tous les pays producteurs de beurres purs.

Il était de tradition courante alors, que l'analyse des beurres margarinés était impossible et que les chimistes les plus réputés ne pouvaient trouver de différence entre la graisse extraite du lait et la margarine extraite de la graisse des rognons de cette même vache, productrice de lait. Les fraudeurs triomphaient insolemment sur toute la ligne, les trafiquants de beurres falsifiés en s'engraissant au détriment des producteurs angoissés, entretenaient et colportaient dans le public exploité ce *Credo* des margariniers. Ce fut dans ces conditions, que seul, je m'attelais à la dure besogne. Je repris les travaux de R. Brullé abandonnés par la Société des Agriculteurs de France et passés déjà au delà des Vosges, grâce à la complicité intéressée du comte d'Arnim. Une commission officielle, nommée par le ministre d'Agriculture prussien, s'était emparée de la méthode d'analyse Brullé. Des expériences furent tentées à la Laiterie de Prenzlau, les résultats obtenus furent confirmatifs, comme ils l'avaient été à Paris en présence des principaux facteurs des Halles au Laboratoire de la Société des Agriculteurs de France, rue d'Athènes.

ANALYSE DES BEURRES

La première partie de la méthode Brullé que j'ai quelque peu modifiée dans ses détails et dégagée des accessoires inutiles et toujours encombrants des grands laboratoires de chimie officiels, se borne simplement à des recherches qualitatives, par l'observation des phénomènes physiques et des réactions chimiques. Elle décèle, pratiquement, avec une grande précision, la fraude des beurres et des huiles d'olive, à des doses de dix et même de cinq p. 100.

Avec un peu d'habitude, Brullé et moi même, nous avons pu déceler des fraudes d'échantillons à 4 p. 100 de margarine, avec une certitude que ni l'un ni l'autre nous n'espérions. Or, comme les fraudes commerciales ne sont jamais moindres de 25-30 et même souvent de 50 p. 100, il est impossible au manipulateur *le moins exercé*, de ne point saisir la fraude à 25-30 et 50 p. 100 quand elle est tangible à 10 et même à 4 p. 100 [1].

Les instruments nécessaires à cette opération consistent en :

1° Capsules en porcelaine de Bayeux, à fond plat, de 50 centimètres cubes de capacité ;

2° Entonnoirs — à filtrer — en verre, de moyenne grandeur ;

3° Tubes d'essais en verre, gradués à 12 et 17 centimètres cubes ;

4° Filtres ou carrés de flanelle usagée, lavée, à tissu resserré ;

5° Flacon bouché à l'émeri pour la solution alcoolique saturée de nitrate d'argent cristallisé ;

6° Un porte-tubes en bois ;

7° Auto-pince en bois ou en métal pour manipuler les tubes ;

8° Récipient en métal quelconque, creux, casserole ou petite marmite en fer, destinée à contenir environ deux litres d'eau à porter à l'ébullition ;

Un foyer de cuisine ordinaire, réchaud à gaz, à alcool, à pétrole, etc.

La dépense du matériel et du réactif n'est pas grande, en revanche les résultats sont étonnants de netteté.

I. — **Manuel opératoire.** — Les beurres suspects sont prélevés à la dose d'environ 40 grammes, déposés dans les petites capsules en porcelaine et *mis à fondre lentement* à une douce température, dans un récipient à

---

1. Le 10 février 1895. Après quelques mois de pratique, la Société d'Agriculture d'Avesnes, par l'intermédiaire de notre confrère Despagne, me soumit entre autres échantillons fraudés par ses soins un mélange de beurre à 10 p. 100 de margarine qui fut parfaitement décelé.

La même expérience refaite à Avesnes par la Société elle-même, donna les mêmes résultats. A. E.

fond plat contenant du sable ou de l'eau à 50 ou 60 degrés au plus. Il faut, autant que possible, éviter les coups de feu, on en verra plus loin la raison et les conséquences.

Dès que la fusion du beurre est parfaite, un tube en verre gradué est placé sur le porte-tubes en bois ; on le munit d'un entonnoir en verre garni de son filtre en flanelle serrée ; la capsule de porcelaine est enlevée de son bain de sable ou de son bain marie avec précaution, essuyée au dessous avec soin, en décantant toute la partie supérieure de son contenu sur le filtre en prenant bien la précaution de laisser dans le fond de la capsule le dépôt *(eau, lait, caséum)* qui s'y est concentré. Dès que le beurre filtré qui coule dans le tube à essais atteint la première indication, 12 centimètres cubes, on enlève l'entonnoir et on le transporte sur un deuxième, puis sur un troisième tube, si l'on veut faire une moyenne de trois épreuves successives, pour plus d'exactitude sur un même échantillon de beurre donné.

On ajoute, au beurre contenu dans le tube, la quantité de réactif (solution de nitrate d'argent) nécessaire pour atteindre la graduation 17 centimètres cubes.

On agite le mélange vigoureusement, en fermant le tube à l'aide du pouce, et l'on porte ce tube pris à l'aide des pinces en bois, dans l'eau bouillante contenue dans la marmite en fer, de façon à ce que l'eau de la marmite affleure au dehors, au niveau du liquide de l'intérieur du tube.

L'ébullition ne tarde point à se produire dans le tube ; on le plonge dans l'eau, ou on l'en sort, selon que le contenu menace ou ne menace pas de s'échapper au dehors ; en quelques minutes, l'ébullition tumultueuse se modère et la réaction s'opère sur le beurre, s'il est fraudé. On n'a plus qu'à examiner le tube, à le porter à refroidir et à le comparer pour évaluer le degré de fraude, avec quelques tubes témoins, à mélanges connus pris pour étalons.

II. — **Observations intéressantes à faire pendant les manipulations.** — Beurres purs. — *La fusion* du beurre pur est *facile* et *rapide*, la liqueur obtenue par la fonte, à *une douce température* (40°), se divise nettement en trois couches superposées : 1° Une légère croûte supérieure, transparente, attribuée au sel marin ou à de l'albumine coagulée ;

2° Une couche moyenne, liquide, limpide, plus ou moins colorée en jaune, selon la teinte du beurre, couche transparente, située immédiatement au-dessous de la première et laissant voir parfaitement le fond de la capsule ;

3° Dans le fond du vase, un dépôt caséeux relativement très abondant, même dans les beurres de qualité, constitué par de l'eau, de la caséine et du lait battu.

La filtration. — Si l'on jette les deux couches supérieures, contenues dans la capsule, sur le filtre en flanelle un peu serrée, comme nous l'avons indiqué plus haut, on remarque qu'à la température ordinaire ambiante (18 à 20°), le passage du beurre fondu s'opère avec une très grande facilité ; le liquide obtenu sous le filtre, dans le tube, est bien homogène, d'une très belle limpidité, jaune d'or, rappelant à s'y méprendre l'huile d'olive pure tiède, de bonne qualité. Douze centimètres cubes de cette liqueur étant contenus dans un tube à essais, si l'on y ajoute, avec une pipette graduée ou un flacon quelconque à faible tubulure, 5 centimètres cubes de la solution alcoolique de nitrate d'argent cristallisé à 2 gr. 50 p. 100 d'alcool à 96 degrés, le réactif tombe dans la liqueur, y pénètre assez profondément sans éprouver de résistance et se divise, par sa densité, en deux parties distinctes bien tranchées et très nettes.

La réaction. — En agitant le tube violemment, de façon à mélanger les deux liquides, et en portant le tube à l'ébullition au bain-marie à 100 degrés, aucun changement de teinte ne se manifeste dans le contenu du tube à essais ; même après une ébullition prolongée, la coloration est franche, même après refroidissement. Les *beurres purs et frais ne réduisent point le nitrate d'argent* ; je n'en connais aucun exemple *authentique* ni dans les essais faits à Paris (plus de 200), ni à Prenzlau (plus de 1.000), ni à Berlin, ni ici à Caudry.

Quelques détracteurs intéressés de la méthode ont prétendu en avoir rencontré des exemples, mais sans *jamais préciser* dans quelles *conditions de pureté* ils avaient opéré.

La réaction serait peut être possible avec des beurres purs, *avariés*, qui sont *rancis*, *gâtés*, profondément altérés, avec des beurres purs *hors* de commerce et ne présentant, somme toute, aucun intérêt pratique dans le but que nous poursuivons : la répression de la fraude des beurres.

Beurres fraudés de margarine. — Si nous renouvelons les mêmes opérations avec des beurres impurs contenant une certaine quantité de margarine ou même avec des margarines pures, voici les phénomènes qui se produisent :

La fusion. — A la température du bain-marie égale à celle à laquelle nous avons soumis nos beurres purs (40°), nous remarquons que la fusion est lente et difficile ; elle est surtout très appréciable si l'on a comparativement sous les yeux huit ou dix capsules de porcelaine contenant les unes des échantillons de beurres purs, les autres des échantillons de beurres fraudés ou des margarines pures. Les échantillons *en retard de fonte* peuvent être déjà *classés comme suspects.*

La liqueur obtenue par la fonte est plus ou moins louche, toujours *d'aspect laiteux*, ne permettant pas à l'œil de distinguer dans le fond de la capsule le dépôt constitué par de l'eau, du lait battu et du coagulum.

Ce dépôt est toujours *moins abondant*, dans des *échan-*

tillons fraudés que dans des beurres purs ; son aspect n'est pas le même, il est *grisâtre*, adhérent aux parois et au fond de la capsule, comme muqueux, collant, au lieu d'être liquide, laiteux et caillebotté comme dans les beurres purs.

En opérant contradictoirement avec des beurres purs et à température égale, la fusion ne saurait être la même pour toutes les capsules ; elle est saillante aux yeux de *l'opérateur non prévenu ;* elle s'explique lorsqu'on sait que la fonte des beurres purs a lieu à 26°,6, alors que celle des graisses animales qui forment la base des margarines (oléo margarine) s'opère à 35°,5 et même à 37°,2. Il est de toute évidence, pour un expérimentateur de bonne foi, qu'un beurre pur, additionné de graisse animale subira un *retard de fonte* (à température égale, avec un beurre pur) ; *ce retard* sera d'autant plus grand que ce mélange se rapprochera davantage du chiffre 100, par exemple, représentant la graisse animale pure.

L'Aspect louche et laiteux du mélange fraudé en fusion est toujours très caractéristique ; le produit fondu est *d'autant plus louche, plus épais, plus laiteux* que le beurre *contient davantage de margarine*. Avec des échantillons de margarines pures, on obtient une bouillie laiteuse ne présentant plus rien des caractères décrits plus haut dans les beurres purs fondus. Pourquoi encore cette différence ? Dans la fabrication de la margarine, on est obligé de traiter l'oléo margarine en fusion par le lait écrémé ; *l'émulsion* de ces deux corps mélangés, brusquement refroidie dans l'eau à zéro et au-dessous, donne, en se figeant, le produit connu sous le nom de *margarine*. Dans ce refroidissement brusque de *l'émulsion oléo-margarine et lait écrémé*, une certaine quantité de ce *lait écrémé* est emprisonné dans la masse graisseuse. Si par le chauffage lent du produit obtenu (margarine) vous mettez ce lait en liberté, vous obtenez immédiatement un *liquide louche à aspect laiteux* que vous rencontrez dans toutes les capsules d'analyses contenant des margarines pures ou des beurres margarinés.

Cet *aspect laiteux existe fatalement* dès que les échantillons sont fondus lentement à une température douce, sans coup de feu.

Le *dépôt dans le fond de la capsule est moins abondant*, dans *les margarines pures* et les *beurres margarinés*, pourquoi ? Les *fabricants de beurres purs* savent par expérience, qu'un beurre pur, trop *travaillé*, trop *malaxé*, trop *fatigué*, perd de sa finesse et de sa qualité. Dans toutes les bonnes beurreries on *délaite* et on *malaxe* sans excès, juste ce qu'il faut.

Dans les autres, par paresse ou par calcul, on laisse dans le beurre le plus d'eau et de lait battu possibe ; on augmente ainsi la recette.

On a même construit, dans ces dernières années, des *mélangeurs* qui permettent d'introduire dans le beurre pur 30 et jusque 40 p. 100 d'eau. Le résultat est le même au point de vue *adondance du dépôt* dans le fond des capsules. Dans la fabrication de la margarine, lors de l'extraction de l'oléïne, des graisses et des suifs, on s'efforce par la pression et les filtrations successives d'obtenir un liquide (*oléo-margarine*) pur et d'une limpidité irréprochable ; lorsque l'émulsion de l'oléo-margarine et du lait écrémé est obtenue, la margarine est soumise à un malaxage sérieux dans le but de chasser l'eau et l'excédent de lait écrémé qui adhère au produit. L'hiver, le travail du malaxage est poussé plus loin encore par le mélange d'*huile végétale* à la margarine pour en diminuer la texture et lui faire acquérir le degré d'onctuosité, se rapprochant le plus de la pâte du beurre pur.

Enfin, la margarine est toujours colorée artificiellement par le rocou, pour lui donner la teinte des beurres purs de bonne qualité, parfois elle est salée (demi-sel). Toutes ces manipulations successives où le malaxeur et les rouleaux compresseurs jouent un grand rôle, font que le produit *margarine*, renferme *peu d'eau* et aussi *peu de lait* de fabrication, d'où le peu de résidus dans la fonte.

L'Aspect muqueux du dépôt constaté au fond des capsules, doit sa texture à son origine elle-même. Il est constitué par des débris de cellules adipeuses (tissus cellulaires et fibreux) gélatine, fibrine et albumine animales, que les machines à broyer et déchirer les graisses ont mises en liberté, que la pression et la chaleur ont chassé avec l'oléïne pendant le travail des graisses, avec d'autres produits organiques qui se précipitent par la fusion et se coagulent par la chaleur dans le fond et sur les parois des capsules d'essais.

La coloration gris sale, tranche nettement avec l'aspect blanc caillebotté très abondant que renferment, avec de l'eau, les beurres purs. Il suffit d'examiner les deux extrêmes ; capsules beurres purs et capsules margarine pure, pour se convaincre de la différence qui existe entre la couleur de l'un et l'autre dépôt.

La filtration. — Toujours, en opérant dans le même milieu et à température égale et constante pour tous les échantillons soumis à l'épreuve, on est immédiatement frappé de la difficulté que l'on éprouve entre la filtration d'un beurre pur et celle d'une margarine pure. Je prends pour exemple ces deux extrêmes, toujours, pour faire saisir nettement aux débutants, les différences saillantes et très nettes, qui existent entre l'un et l'autre produit ; les mélanges devant, cela va de soi, atténuer les qualités de l'un et noyer, dans une certaine mesure, les défauts de l'autre, mais sans pouvoir jamais, néanmoins, les faire disparaître complètement au point de les confondre. La filtration des margarines et beurres margarinés est lente, pénible et tient essentiellement au degré de température de fusion qui est plus élevé pour les margarines et les graisses en général que pour les beurres purs et sans doute aussi au volume des globules graisseux que je n'ai pas mesurés mais qui diffère. Il faut parfois, pour des margarines pures ou des beurres fortement fraudés, plusieurs heures pour obtenir les 12 centimètres cubes de liquide nécessaires à un essai. Cette lenteur *est tellement accusée* sur le filtre en flanelle qu'elle ne saurait passer inaperçue même pour un opérateur non prévenu. Dans une expérience publique faite à Berlaimont (Nord), elle a été constatée par tous les assistants sur un beurre suspect, devant contenir à première vue 60 p. 100 de margarine saisi sur le marché de cette ville et mis à l'épreuve séance tenante[1].

Un chimiste très expérimenté, M. Paul Lefranc, de Valenciennes (Nord) qui a assisté dans mon laboratoire à des analyses de beurres fraudés, a été également frappé de cette différence caractéristique. En praticien consommé, il croit que par ce seul et unique *caractère physique*, il serait possible, avec des entonnoirs à tubulure graduée et très bien calibrée, de pouvoir, par le nombre de gouttes qui s'échappent, en un temps donné, déterminer très approximativement la quantité de margarine contenue dans un mélange donné.

En outre de cette filtration pénible, un autre caractère se rencontre ; le liquide filtré obtenu *n'est pas limpide*, il reste *laiteux* et *louche*, même après plusieurs filtrations successives. Abandonné à lui-même dans le tube à essais, le beurre fraudé ou la margarine pure filtrée, à la même

---

1 Le détenteur de ce beurre mis en présence, a fait des aveux et a reconnu, en effet que son beurre était manifestement fraudé, ce qui lui valut, sous l'autre législation, une amende de 25 francs.

température que d'autres échantillons de beurre purs, on constate que la solidification s'opère avec une assez grande rapidité, alors que les échantillons de beurres purs ne se figent point et restent liquides pendant un temps relativement très long et qui pourrait, lui aussi, *servir de base* à des évaluations sur le dosage de la quantité de margarine contenue dans un échantillon donné.

Ces deux caractères : *teinte laiteuse* et *solidification rapide* des margarines s'expliquent l'une et l'autre : 1° par la présence du lait écrémé dans l'émulsion graisseuse inhérente à la fabrication du produit et 2° par cette température de fusion différente et saillante entre les beurres purs et les graisses animales ou autres margarines.

L'onctuosité. — A une température inférieure à 15°, souvent même à zéro et au dessous en hiver, le beurre pur devient sec, très dur et cassant. Dès qu'il est mélangé à des margarines d'hiver, contenant une certaine quantité d'huile végétale (30 p. 100), son degré de solidité s'abaisse, il devient fatalement plus mou, plus onctueux, plus gras, à température égale, que les beurres purs. On conçoit évidemment que le froid et l'abaissement de température auront plus d'influence sur le beurre pur, que sur les mélanges d'oléo-margarine contenant un tiers d'huile végétale. L'huile végétale (coton, olive) fige bien par le froid, mais elle ne saurait jamais atteindre le degré de solidification que l'on rencontre dans les beurres purs ; elle reste toujours plus ou moins fluide ; elle communique cette fluidité aux margarines et aux beurres avec lesquels elle est mélangée. Ce sera le contraire qui s'observera en été, parce que les margarines contiennent en saison chaude, moins d'huile végétale, ce qui fait qu'elles sont plus fermes, plus dures et plus transportables que les beurres purs.

Le goût. — La saveur du beurre pur diffère beaucoup

de celle de la margarine qui est fade et insipide, laissant au palais des expérimentateurs, qui ne fument point, une sensation suiffeuse qui se communique également aux associations de margarine et de beurre. Cette sensation suiffeuse doit être attribuée à la différence du point de fusion des deux produits.

L'odeur. — Elle diffère également : les beurres frais et purs ont un parfum laiteux légèrement aigrelet, rappelant celui de la crème aigrie que ne présentent point au même degré la margarine et ses mélanges.

La réaction. — En traitant un échantillon de beurre margariné ou mieux de margarine pure par le réactif au nitrate d'argent, comme nous l'avons fait pour le beurre pur, il se présente plusieurs caractères selon la façon dont on opère. Si dans le tube à essais contenant 12 centimètres cubes du produit, on laisse descendre lentement sur les parois du tube 5 centimètres cubes de la solution alcoolique au nitrate d'argent, on constate la formation d'un anneau plus ou moins opaque, selon que le mélange beurre et margarine se rapproche davantage de la margarine pure. Cet anneau est dû à la petite quantité d'albumine animale que renferme la margarine et qui n'existe pas dans le beurre pur.

Si, au contraire, à l'aide d'une piquette, on laisse tomber dans le tube, à quelques centimètres de hauteur, la solution alcoolique de nitrate d'argent, on remarque qu'elle pénètre plus profondément dans la masse des beurres purs que dans celle des margarines ou de ses mélanges

Cette résistance à la pénétration, s'explique, ici encore, par la différence des points de fusion des deux corps gras soumis à une même température ambiante.

Si on agite le tube contenant 12 centimètres cubes de beurre fraudé ou de margarine pure et 5 centimètres cubes du réactif et qu'à l'aide de pinces en bois on plonge ce tube dans l'eau bouillante, on est tout étonné de voir que la coloration du mélange se fonce peu à peu et se teinte en rouge-brun avec une intensité qui varie selon le degré de fraude du mélange.

Cette réaction est due uniquement à la présence des huiles végétales dans les margarines. La coloration de la réduction du nitrate d'argent varie quelque peu avec la nature des huiles elles-mêmes ; elle *reste nulle* avec les beurres purs. Je ne l'ai jamais rencontrée sur des beurres purs ; elle ne s'est point produite sur des échantillons préparés et super-colorés outrageusement avec les colorants à base d'huile mis en usage dans la pratique ; elle ne s'est point produite dans les expériences faites au Laboratoire des Agriculteurs de France, et la Société des Laiteries de Prenzlau (Allemagne), sur plus de mille essais, déclare également ne l'avoir vu se produire que sur des *beurres purs avariés*, *rancis* et *hors de commerce*, par conséquent.

Dans les très rares cas où la coloration des beurres à analyser pourrait présenter une gêne à la réaction, il est facile de les décolorer, en se servant d'une pincée de charbon animal en poudre jeté sur le filtre.

On pourrait, par une échelle de coloration graduée, indiquer très approximativement le degré de fraude d'un beurre donné.

On arrive dans la pratique, assez facilement, à évaluer ces quantités, en créant quelques types de mélange par comparaison des types connus, avec l'échantillon qu'on a en main. Dans le commerce des beurres, les fraudes sont toujours supérieures à 20 p. 100, elles atteignent fréquemment 50 p. 100, ainsi que l'a constaté M. Bockairy, du laboratoire municipal de la ville de Paris.

Les réactions obtenues avec le nitrate d'argent dans l'alcool donnent une coloration noire plus ou moins foncée, si la margarine contient de l'huile de coton ;

rouge brun, si la margarine contient de l'huile d'arachide ; rouge brun foncé, si la margarine contient de l'huile de sésame.

Pendant l'hiver, avec les caractères spéciaux que nous venons d'examiner et que l'on peut suivre pour ainsi dire pas à pas jusqu'à la réaction qui confirme la fraude, il est impossible de se tromper. Se basant sur la seule réaction décelée par le nitrate d'argent alcoolique, Muntz est d'avis qu'un beurre dont la couleur se fonce nettement doit toujours être soupçonné. Nous sommes plus affirmatifs et nous disons qu'il est *certainement fraudé*.

Pendant la période d'été, le réactif au nitrate d'argent donne des résultats moins satisfaisants, parce que les margarines d'été sont plus fermes, résistent mieux à la température élevée, parce qu'elles contiennent moins d'huile végétale (10 à 17 p. 100 au plus). En revanche, tous les caractères des margarines et des mélanges margarinés : *fonte lente*, *teinte louche*, *filtration difficile*, *dureté relative*, *etc.*, *etc.*, sont beaucoup plus accusés qu'en hiver.

On complète les recherches par l'épreuve des échantillons douteux à *l'oléogrammètre* de BRULLÉ. Cet instrument, qui rappelle assez bien l'aiguille de Vicat pour l'essai de la résistance des ciments, est composé d'un pied en fonte supportant une tige libre surmontée d'un plateau.

ÉPREUVE DE L'OLÉOGRAMMÈTRE. — Si, dans une capsule en porcelaine à fond plat, d'une contenance de 50 grammes, on verse 5 centimètres cubes d'un échantillon de beurre filtré ; si on ajoute au contenu huit gouttes d'acide azotique fumant, réparties à peu près également dans toute la masse ; si l'on chauffe ensuite le mélange sur un bain d'huile ou de paraffine porté à 140 degrés centigrades pendant douze minutes en prenant la précaution de *bien agiter le contenu* de la capsule jusqu'à ce qu'aucune odeur d'acide azotique soit encore sensible à l'odorat, et que l'on porte enfin à refroidir sur une plaque de marbre, la capsule, pendant une heure, à la température moyenne de 20 à 22 degrés centigrades, de nouvelles données se dégagent.

Tous les *beurres purs* restent longtemps à l'état fluide dans leurs capsules, même pendant la seconde demi-heure de refroidissement.

Les margarines et les beurres margarinés se solidifient avec beaucoup plus de rapidité, présentant une surface chagrinée, presque granuleuse. Si, au bout d'une heure, exactement, on procède à l'essai de l'oléogrammètre en plaçant la capsule sur le socle de l'instrument et soulevant le piston, de manière que ce dernier, en redescendant, vienne doucement se placer exactement à la surface du beurre à essayer et bien au centre de la capsule, on constate :

1° *Avec les beurres purs*, que la tige de l'oléogrammètre pénètre parfois toute la masse contenue dans la capsule, ou qu'il faut pour la traverser, placer sur le plateau de l'instrument un certain poids. On ajoute alors successivement sur le plateau des poids de 100 grammes par 100 grammes, jusqu'au moment où la tige de l'instrument s'enfonce franchement dans la matière. On lit les poids qui se trouvent en ce moment sur le plateau, ils expriment la résistance à l'oléogrammètre.

Cette résistance est en général de 250 *grammes pour les beurres purs*. En Allemagne, quelques échantillons de beurres purs, d'hiver, d'animaux alimentés de betteraves et pommes de terre ont donné l'extrême limite, 500 *grammes* non compris le poids de la tige et du plateau de l'instrument bien entendu.

2° *Avec les beurres fraudés et les margarines pures*, la résistance est bien plus considérable :

100 p. 100 de margarine résistent en moyenne à une pression de		5 kg. 100
50 —	—	3 kg. 500
30 —	—	2 kg. 000 à 3 kg. 000
20 —	—	1 kg. 500 à 2 kg. 000

Un échantillon de margarine d'été nous a donné le chiffre de 6 kg. 600. Le beurre fraudé de Berlaimont, dont il est question plus haut, a donné 3 kg. 700 de résistance à l'écrasement.

L'essai à l'oléogrammètre pourrait suffire à lui seul à déceler la fraude des beurres ; ses résultats ne sont jamais négatifs.

RÉSUMÉ ET CONCLUSIONS

La fraude des beurres présente trois côtés à envisager par l'expert ; les beurres purs étant facilement éliminés dès les premières manœuvres que nous avons indiquées plus haut, on se trouvera en présence de :

1° Beurres additionnés d'huiles végétales. — La réaction avec la solution alcoolique de nitrate d'argent accuse nettement la fraude. Cependant le mélange de beurre avec de l'*huile d'olive pure* échappe à cette réaction. En pratique, cette fraude n'est pas à craindre en raison du prix élevé de l'huile d'olive.

2° Beurres additionnés de margarine animale. — Dans ce cas, la fraude n'est pas décelée par le nitrate d'argent en solution alcoolique. Bien que l'échantillon ait donné à l'examen tous les caractères physiques décrits plus haut, comme appartenant exclusivement aux margarines et à leur mélange ; en revanche les essais à l'oléogrammètre confirment, par *leur netteté*, l'existence de la fraude pressentie déjà d'avance par les manœuvres préparatoires de l'essai à faire : *fonte*, *filtration*, etc., etc. (fraudes d'été).

3° Beurres additionnés de margarines composées de graisses animales et d'huiles végétales. — Ce cas est le plus fréquent. C'est la fraude d'hiver avec les hauts prix des beurres rapportant beaucoup aux fraudeurs.

Il suffit pour s'en rendre compte de faire les deux essais: la réaction au nitrate d'argent en solution alcoolique, à 25 p. 1.000 d'alcool à 96° et la résistance à l'oléogrammètre. L'hiver, la résistance de l'oléogrammètre sera d'autant plus faible que la réaction au nitrate d'argent sera plus accusée et dénotera dans la margarine une plus grande quantité d'huile végétale abaissant sa résistance et son point de fusion.

Toutes les opérations que nous venons d'envisager ne laissent, on le voit, aucun point de la question dans l'ombre. Nous avons suivi la fraude pas à pas sous toutes ses phases et dans toutes ses formes. Toutes les épreuves préparatoires que nous avons fait subir aux échantillons fraudés, donnent une à une, comme les marches d'un escalier, des indications nettes, précises, s'ajoutant et se complétant l'une par l'autre. Nous nous proposons de revenir sur cette question de la fraude des beurres et de compléter dans la mesure de nos forces et de nos moyens les indications pratiques à appliquer dans la mise en évidence des beurres fraudés.

LA FRAUDE DES BEURRES

par M. A. ÉLOIRE, vétérinaire municipal à Caudry

Nous avons lu avec grand intérêt le travail de M. A. ÉLOIRE, sur la *Fraude des Beurres*. L'auteur dans ce mémoire rappelle ou signale un certain nombre de réactions physiques et chimiques faciles à effectuer même avec un matériel de laboratoire des plus rudimentaires et qui, selon lui, permettrait en toute sécurité de découvrir les falsifications des beurres au moyen de la margarine.

Le manuel opératoire indiqué par M. ÉLOIRE est fort simple ; il consiste essentiellement à faire fondre lentement le beurre à une douce température, à décanter la matière grasse surnageante sur un filtre, puis à la traiter, après filtration et à l'ébullition par une solution alcoolique de nitrate d'argent.

Une foule de remarques peuvent être faites pendant ces opérations et fournir de précieuses indications sur la qualité du produit traité, voici les principales :

La *fusion* des beurres purs est plus facile que celles de la margarine et des beurres margarinés. Le beurre pur fondu donne un liquide limpide transparent légèrement jaunâtre avec un dépôt caillebotté assez abondant, les produits fraudés, au contraire, un liquide d'autant plus louche, plus laiteux et plus épais qu'ils renferment davantage de margarine et avec cela un dépôt peu abondant grisâtre, muqueux et collant.

La *filtration* des beurres purs est aisée, rapide, alors que celle des beurres margarinés est laborieuse ; les premiers donnent un filtrat bien clair ne se solidifiant que très lentement après refroidissement, alors que les seconds donnent une liqueur laiteuse, se figeant assez vite lorsqu'on la ramène à la température ordinaire. L'onctuosité, le goût, l'odeur peuvent aussi renseigner un observateur habitué sur la qualité de la marchandise.

Ces essais ne peuvent avoir de valeur, comme le fait d'ailleurs justement remarquer l'auteur, qu'autant qu'ils sont effectués comparativement avec des échantillons de beurres purs et de beurres additionnés de quantités connues de margarine.

Enfin vient l'indication fournie par l'azotate d'argent : les beurres purs ne donnent lieu à aucun phénomène particulier, tandis que les beurres margarinés produisent, au contraire, une coloration rouge brunâtre. Cette réaction due au chimiste Brullé vient non pas de la margarine elle-même, mais des huiles végétales avec lesquelles elle se trouve souvent mêlée.

L'azotate d'argent est en effet réduit et donne une coloration noire avec l'huile de coton et une coloration rougeâtre avec les huiles de sésame et d'arachide. On n'obtiendrait donc aucun résultat avec du beurre falsifié par de la margarine pure ; dans ce cas il faut se contenter des seuls caractères physiques qui se trouveront heureusement plus nets ou recourir, comme l'indique encore M. Éloire, à l'essai par l'oléogrammètre de Brullé, appareil particulier permettant de mesurer la résistance des produits à la pénétration.

Donc, si une réaction négative à l'azotate d'argent n'indique pas forcément un beurre pur, en revanche une réaction positive permet d'affirmer la fraude. M. Éloire pense même qu'on pourrait évaluer dans quelles proportions s'est faite la sophistication par comparaison de la couleur obtenue avec une échelle de teintes types. Ceci cependant, nous paraît plus difficile dans l'ignorance où l'on se trouve de l'huile mélangée à la margarine.

En résumé ce travail témoigne que M. Éloire a étudié soigneusement et avec fruit cette délicate et importante question de la falsification des beurres. Nous y trouvons clairement décrits et mis au point la réaction de Brullé et certains caractères physiques trop souvent négligés. M. Éloire, en terminant son mémoire, indique qu'il se propose de continuer ses recherches; nous ne pouvons que l'y encourager en souhaitant notamment de lui voir indiquer les modifications qu'apporteraient aux diverses réactions signalées les fraudes effectuées avec la graisse de coco et les produits similaires dont l'emploi est devenu si fréquent dans ces dernières années pour les falsifications du beurre.

Nous proposons au Comice d'accorder à l'auteur de ce travail, M. ÉLOIRE, vétérinaire à Caudry,

Une Médaille d'argent.

Le Rapporteur,

H. CARON.

Imprimerie LAROCHE-DELATTRE, 5, rue Basse, LILLE

www.ingramcontent.com/pod-product-compliance
Ingram Content Group UK Ltd.
Pitfield, Milton Keynes, MK11 3LW, UK
UKHW021038260726
13994UKWH00005B/2226

9 782329 437453